I0787021

AVISO LEGAL AVISO LEGAL
AVISO LEGAL AVISO
LEGAL AVISO LEGAL AVISO
LEGAL AVISO LEGAL AVISO
LEGAL AVISO LEGAL AVISO
LEGAL AVISO
AVISO LEGAL AVISO LEGAL
AVISO LEGAL AVISO
LEGAL AVISO LEGAL AVISO
LEGAL AVISO LEGAL
AVISO LEGAL AVISO LEGAL
AVISO LEGAL AVISO
LEGAL AVISO LEGAL AVISO
LEGAL AVISO LEGAL
AVISO LEGAL AVISO LEGAL
AVISO LEGAL AVISO

LEGAL AVISO LEGAL AVISO
LEGAL AVISO LEGAL
AVISO LEGAL AVISO LEGAL
AVISO LEGAL AVISO
LEGAL AVISO LEGAL AVISO
LEGAL AVISO LEGAL
AVISO LEGAL AVISO LEGAL
AVISO LEGAL AVISO
LEGAL AVISO LEGAL AVISO
LEGAL AVISO LEGAL
AVISO LEGAL AVISO LEGAL
AVISO LEGAL AVISO
LEGAL AVISO LEGALLEGAL
AVISO LEGAL AVISO
LEGAL AVISO LEGAL AVISO
LEGAL AVISO LEGAL

AVISO LEGAL AVISO LEGAL

AVISO LEGAL AVISO

LEGAL AVISO LEGAL AVISO

LEGAL AVISO LEGAL

AVISO LEGAL AVISO LEGAL

AVISO LEGAL AVISO

LEGAL AVISO LEGAL AVISO

LEGAL AVISO LEGAL

AVISO LEGAL AVISO LEGAL

AVISO LEGAL AVISO LEGAL

AVISO LEGAL AVISO LEGAL

AVISO LEGAL

AVISO LEGAL AVISO LEGAL

AVISO LEGAL LEGAL

AVISO LEGAL AVISO LEGAL

AVISO LEGAL LEGAL AVISO

LEGAL AVISO LEGAL AVISO
LEGAL LEGAL

AVISO LEGAL AVISO LEGAL
AVISO LEGAL LEGAL

AVISO LEGAL AVISO LEGAL
AVISO LEGAL LEGAL

AVISO LEGAL AVISO LEGAL
AVISO LEGAL LEGAL

AVISO LEGAL AVISO LEGAL
AVISO LEGAL LEGAL

AVISO LEGAL AVISO LEGAL
AVISO LEGAL LEGAL

AVISO LEGAL AVISO LEGAL AVISO LEGAL LEGAL

AVISO LEGAL AVISO LEGAL AVISO LEGAL LEGAL

AVISO LEGAL AVISO LEGAL AVISO LEGAL LEGAL

AVISO LEGAL AVISO LEGAL AVISO LEGAL LEGAL

AVISO LEGAL AVISO LEGAL AVISO LEGAL LEGAL

AVISO LEGAL AVISO LEGAL AVISO LEGAL LEGAL

Sumário

Capítulo 1: Introdução aos joelhos na academia

1.1 Importância dos joelhos na prática de exercícios físicos

1.2 Principais problemas e lesões nos joelhos

1.3 Prevenção e cuidados com os joelhos

Capítulo 2: Exercícios para fortalecer a musculatura do joelho

2.1 Exercício A: Agachamento com peso livre

2.2 Exercício B: Leg press inclinado

2.3 Exercício C: Extensão de pernas no aparelho

Capítulo 3: Aparelhos e objetos necessários para fortalecer os joelhos

3.1 Equipamentos básicos para treinar os joelhos na academia

3.2 Acessórios recomendados para proteger os joelhos durante o treino

3.3 Alternativas caseiras para fortalecer a musculatura do joelho

Capítulo 1: Introdução aos joelhos na academia

1.1 Importância dos joelhos na prática de exercícios físicos

Os joelhos desempenham um papel vital na execução de atividades físicas, sendo articulações complexas que suportam o peso corporal e possibilitam uma vasta gama de movimentos, como caminhar, correr, pular e agachar. A saúde adequada dessas articulações é fundamental, uma vez que influencia diretamente a facilidade de realização e a qualidade das atividades físicas.

Joelhos fortes e saudáveis garantem estabilidade e equilíbrio durante os exercícios, especialmente em atividades impactantes, como corrida ou saltos. Os músculos ao redor dos joelhos desempenham um papel crucial na absorção de impactos, oferecendo proteção essencial contra lesões.

No entanto, quando os joelhos estão enfraquecidos ou lesionados, surgem complicações que prejudicam a prática de exercícios físicos. Lesões nos ligamentos, cartilagens ou tendões podem resultar em dor intensa e restrição da amplitude de movimento, impactando até mesmo tarefas cotidianas simples, como subir escadas ou levantar objetos pesados.

Além disso, problemas crônicos nos joelhos podem contribuir para condições degenerativas, como a artrose, caracterizada pelo desgaste da cartilagem das articulações. A artrose provoca dor constante e impõe limitações significativas nas atividades físicas.

Diante desse cenário, é crucial adotar medidas preventivas ao cuidar dos joelhos durante a prática de exercícios físicos. Fortalecer a musculatura circundante, manter uma postura adequada e evitar movimentos bruscos são ações essenciais para prevenir lesões e problemas crônicos nos joelhos, possibilitando uma vida ativa e saudável.

1.2 Principais problemas e lesões nos joelhos

Os joelhos estão suscetíveis a uma variedade de problemas e lesões que podem comprometer sua saúde e funcionalidade. Entre os principais desafios associados a essa articulação, destacam-se:

Lesões nos ligamentos: Os ligamentos, estruturas fibrosas cruciais para a estabilidade articular, são frequentemente afetados em atividades esportivas que demandam mudanças abruptas de direção ou contato físico, resultando em lesões comuns no ligamento cruzado anterior (LCA) e ligamento colateral medial (LCM).

Lesões na cartilagem: Tecido resistente e flexível que reveste as extremidades ósseas nas articulações, a cartilagem pode ser danificada por traumas agudos, como quedas ou impactos diretos, ou por desgaste progressivo ao longo do tempo.

Tendinite: Inflamação dos tendões, responsáveis por ligar músculos aos ossos. No joelho, a tendinite pode surgir devido à sobrecarga repetitiva causada por movimentos excessivos ou repetitivos.

Bursite: Pequena bolsa cheia de líquido que age como amortecedor entre ossos, tendões e músculos nas articulações. A bursite no joelho ocorre quando essa bolsa fica inflamada devido a lesões ou sobrecarga repetitiva.

Condromalácia patelar: Condição caracterizada pelo amolecimento da cartilagem na parte posterior da patela (rótula), resultando em dor e desconforto, especialmente durante atividades que envolvem flexão do joelho, como subir escadas ou agachar.

Esses exemplos representam apenas algumas das questões mais comuns relacionadas aos joelhos. É crucial enfatizar que cada caso é único, demandando abordagens específicas de tratamento. Portanto, diante de qualquer desconforto persistente ou dor nos joelhos, buscar orientação médica é fundamental para um diagnóstico preciso e um plano de tratamento personalizado.

1.3 Prevenção e cuidados com os joelhos

A preservação e a atenção adequada aos joelhos são cruciais para assegurar a saúde e funcionalidade ao se envolver em atividades físicas. Abaixo, apresentamos algumas medidas importantes a serem consideradas:

Fortalecimento Muscular: O fortalecimento dos músculos que circundam o joelho é essencial para conferir estabilidade e suporte às articulações. Exercícios específicos, como agachamentos, flexão e extensões de perna, contribuem para fortalecer os quadríceps, isquiotibiais e glúteos, desempenhando papel crucial na estabilidade do joelho.

Alongamento e Aquecimento: Antes de iniciar qualquer atividade física, é crucial realizar um aquecimento apropriado para preparar os músculos e articulações para o exercício. Além disso, o alongamento desempenha um papel fundamental na preservação da flexibilidade dos músculos e tendões ao redor do joelho.

Postura Adequada: Manter uma postura correta durante os exercícios é essencial para evitar sobrecarga nos joelhos. Garanta o alinhamento adequado das articulações do quadril, joelho e tornozelo durante os movimentos, evitando qualquer movimento brusco ou excessivo que possa exercer pressão desnecessária nos joelhos.

Evitar Impactos Excessivos: Atividades de alto impacto, como corrida em superfícies duras ou saltos repetitivos, podem impor uma carga significativa nos joelhos. Recomenda-se alternar essas atividades com outras de menor impacto, como natação ou ciclismo, para reduzir o estresse nas articulações.

Uso Adequado de Equipamentos: A escolha de calçados apropriados e equipamentos de proteção é crucial durante a prática de exercícios físicos, ajudando a diminuir o risco de lesões nos joelhos. Calçados com amortecimento adequado absorvem parte do impacto, enquanto protetores articulares fornecem suporte adicional aos ligamentos e tendões.

Além dessas diretrizes gerais, é importante salientar que cada indivíduo é único, podendo apresentar necessidades específicas em relação à saúde dos joelhos. Portanto, é altamente recomendável buscar orientação de um profissional de saúde, como fisioterapeuta ou médico ortopedista, para uma avaliação individualizada e recomendações personalizadas para a prevenção e cuidados com os joelhos.

Referências: - American Academy of Orthopaedic Surgeons. (2021). Knee Problems.
Recuperado de: https://orthoinfo.aaos.org/en/diseases-conditions/knee-problems/ - Mayo Clinic. (2021). Knee pain. Recuperado de: https://www.mayoclinic.org/symptoms/knee-pain/basics/definition/sym-20050648

Capítulo 2: Exercícios para fortalecer a musculatura do joelho

2.1 Exercício A: Agachamento com peso livre

O agachamento com peso livre destaca-se como um dos exercícios mais eficazes para fortalecer a musculatura do joelho, focalizando principalmente os quadríceps, isquiotibiais e glúteos, essenciais para a estabilidade e mobilidade desta articulação.

Para executar o agachamento com peso livre, é necessário utilizar uma barra de peso e pesos adicionais, como halteres ou anilhas. Inicie em pé, com os pés afastados na largura dos ombros e os dedos ligeiramente virados para fora. Segure a barra de peso na altura dos ombros, com as mãos afastadas na largura dos ombros.

Durante a descida, flexione simultaneamente os joelhos e os quadris, baixando-se gradualmente até que as coxas alcancem a posição paralela ao chão ou um pouco abaixo. Mantenha a postura ereta, evitando que os joelhos ultrapassem a linha dos dedos dos pés. Ao retornar à posição inicial, impulsione pelos calcanhares e contraia os músculos das pernas.
Repita o movimento mantendo uma forma adequada.

Uma variação interessante é o agachamento frontal, onde a barra de peso é segurada à frente do corpo, apoiada nos deltoides anteriores. Essa variação intensifica o trabalho nos quadríceps, sendo uma opção relevante para quem busca focar nessa região.

É crucial destacar que o agachamento com peso livre é um exercício avançado, exigindo técnica e força muscular adequadas. Iniciantes ou indivíduos com lesões no joelho devem buscar a orientação de um profissional qualificado antes de incorporar esse exercício à rotina. Começar com cargas leves e aumentar gradualmente, além do uso de equipamentos de segurança, como cintos de levantamento de peso, é recomendado para prevenir lesões.

Para uma compreensão mais aprofundada sobre o agachamento com peso livre e suas variações, é indicada a leitura do livro "StrongLifts 5x5" por Mehdi Hadim. Este livro oferece uma abordagem detalhada dos princípios do treinamento com pesos livres e apresenta um programa completo para fortalecer todo o corpo, incluindo os joelhos.

Referência: Hadim, M. (2011). "StrongLifts 5x5: The Simplest and Most Effective Training System for Raw Strength." StrongLifts Media.

2.2 Exercício B: Leg press inclinado

O leg press inclinado é outro exercício eficaz para fortalecer a musculatura do joelho. Ele trabalha principalmente os músculos quadríceps, isquiotibiais e glúteos, assim como o agachamento com peso livre.

Para realizar o leg press inclinado, você precisará de um aparelho específico chamado leg press. Esse aparelho consiste em um assento inclinado onde você se senta e uma plataforma onde você coloca os pés.

Comece ajustando o assento de forma que seus joelhos fiquem flexionados em um ângulo de aproximadamente 90 graus quando seus pés estiverem na plataforma. Posicione os pés na largura dos ombros, com os dedos apontados ligeiramente para fora.

Em seguida, empurre a plataforma para longe de você, estendendo completamente as pernas. Certifique-se de manter as costas retas durante todo o movimento e não bloqueie as articulações do joelho no final da extensão.

Ao retornar à posição inicial, flexione lentamente os joelhos até que a plataforma esteja próxima ao seu corpo novamente. Repita o movimento por várias repetições, mantendo sempre uma boa forma.

Uma variação do leg press inclinado é o leg press horizontal, onde a plataforma fica paralela ao chão. Essa variação coloca mais ênfase nos músculos glúteos e isquiotibiais e pode ser uma opção interessante para quem deseja focar nessa região.

Assim como o agachamento com peso livre, é importante começar com cargas leves e ir aumentando gradualmente conforme sua capacidade e resistência melhoram. Além disso, é fundamental seguir as instruções do aparelho e ajustá-lo corretamente para evitar lesões.

Para saber mais sobre o leg press inclinado e suas variações, recomenda-se a leitura do livro "Strength Training Anatomy" por Frederic Delavier. Esse livro apresenta ilustrações detalhadas dos principais exercícios de musculação e explica como cada músculo é trabalhado em cada movimento.

Referência: Delavier, F. (2010). Strength Training Anatomy. Human Kinetics.

2.3 Exercício C: Extensão de pernas no aparelho

A extensão de pernas no aparelho é um exercício isolado projetado para fortalecer de maneira específica os músculos quadríceps, localizados na parte frontal da coxa. Esta prática é ideal para quem busca concentrar o treino nessa região e aprimorar a estabilidade do joelho.

Para executar a extensão de pernas no aparelho, é necessário utilizar uma máquina especializada conhecida como máquina de extensão de pernas. Este equipamento é composto por um assento onde o praticante se acomoda e uma plataforma destinada a sustentar as canelas.

Inicie ajustando o assento para que seus joelhos estejam alinhados com o eixo de rotação da máquina quando suas canelas repousarem na plataforma. Coloque as canelas na plataforma, mantendo os pés flexionados em um ângulo neutro.

Em seguida, eleve a plataforma, estendendo completamente as pernas. Durante todo o movimento, zele pela manutenção de uma postura ereta, evitando bloquear as articulações do joelho ao atingir a extensão completa.

Ao retornar à posição inicial, flexione os joelhos gradualmente até que a plataforma se aproxime do corpo novamente. Repita o movimento em várias repetições, mantendo uma forma adequada.

É crucial destacar que a extensão de pernas no aparelho focaliza exclusivamente os quadríceps, não envolvendo outros grupos musculares. Por isso, é aconselhável combiná-la com outros exercícios que trabalhem os músculos isquiotibiais e glúteos, proporcionando um treino mais abrangente.

Da mesma forma que nos exercícios anteriores, é fundamental iniciar com cargas leves e progredir gradualmente à medida que sua capacidade e resistência evoluem. Adicionalmente, é importante seguir rigorosamente as orientações da máquina, ajustando-a corretamente para evitar possíveis lesões.

Para aprofundar o conhecimento sobre a extensão de pernas no aparelho e outros exercícios destinados ao fortalecimento dos quadríceps, a leitura do livro "The New Rules of Lifting for Women" por Lou Schuler e Alwyn Cosgrove é recomendada. Este livro oferece um programa de treinamento de força completo direcionado especificamente para mulheres, incluindo abordagens para fortalecer os joelhos.

Referência: Schuler, L., & Cosgrove, A. (2008). "The New Rules of Lifting for Women: Lift Like a Man, Look Like a Goddess." Avery Publishing Group.

Capítulo 3: Aparelhos e objetos necessários para fortalecer os joelhos

3.1 Equipamentos básicos para treinar os joelhos na academia

Na academia, dispomos de uma variedade de equipamentos projetados para fortalecer os joelhos de maneira eficaz e segura, visando a musculatura ao redor dessa articulação. Esses dispositivos são fundamentais para prevenir lesões e aprimorar o desempenho durante os exercícios.

A cadeira extensora é um equipamento comum que se destaca nesse propósito. Essa máquina possibilita o fortalecimento dos músculos da coxa, em especial o quadríceps, essencial para a estabilização do joelho. Ao utilizar a cadeira extensora, é possível ajustar a carga conforme o nível de condicionamento físico, aumentando gradualmente à medida que se adquire mais força.

Outro equipamento relevante é a cadeira flexora, que concentra o trabalho nos músculos posteriores da coxa, como o bíceps femoral e o semitendinoso. Reforçar esses músculos é crucial para manter um equilíbrio muscular adequado ao redor do joelho, prevenindo lesões.

Além das cadeiras extensoras e flexoras, as máquinas de agachamento são excelentes para fortalecer tanto os músculos da coxa quanto os glúteos, proporcionando um fortalecimento abrangente da região do quadril e do joelho.

As esteiras também desempenham um papel importante no fortalecimento dos joelhos na academia. Além de permitirem a prática de exercícios aeróbicos, como caminhada e corrida, as esteiras podem ser utilizadas para realizar exercícios específicos de fortalecimento dos músculos da perna, como agachamentos adaptados à inclinação e velocidade adequadas para desafiar seus músculos.

Juntamente com os equipamentos mencionados, há outros acessórios valiosos para fortalecer os joelhos na academia. Faixas elásticas, por exemplo, são eficazes para trabalhar a resistência muscular e melhorar a estabilidade do joelho. Podem ser incorporadas em exercícios como agachamento lateral ou afundo com faixa elástica.

Outro acessório recomendado é o rolo de espuma, utilizado para exercícios de liberação miofascial, que contribuem para relaxar os músculos ao redor do joelho e melhorar a mobilidade articular. Além disso, o rolo de espuma pode servir como suporte durante alguns exercícios de fortalecimento, proporcionando maior estabilidade e segurança.

Alternativas caseiras para fortalecer a musculatura do joelho

Para aqueles que não têm acesso à academia ou preferem treinar em casa, existem alternativas caseiras simples e eficazes para fortalecer a musculatura do joelho, dispensando equipamentos sofisticados.

O agachamento é um exemplo simples e eficiente que pode ser realizado apenas com o peso do corpo. Ao manter os pés afastados na largura dos ombros, flexione os joelhos e desça como se estivesse sentando em uma cadeira imaginária, mantendo as costas retas e os joelhos alinhados com os dedos dos pés durante todo o movimento.

Outro exercício viável em casa é a elevação de pernas. Deite-se de barriga para cima, com as pernas estendidas, e levante uma perna em direção ao teto, mantendo-a reta e controlando o movimento. Este exercício enfoca principalmente os músculos da coxa e do quadril, fortalecendo a musculatura ao redor do joelho.

Além desses exercícios básicos, existem outras alternativas caseiras, como a utilização de uma bola suíça para exercícios de equilíbrio e estabilidade. Sentar-se na bola suíça e tentar manter o equilíbrio por alguns minutos é um excelente exercício para fortalecer os músculos estabilizadores do joelho.

Outra opção é utilizar uma escada ou um banco para realizar step-ups, que consistem em subir e descer utilizando apenas uma perna de cada vez. Essa atividade auxilia no fortalecimento dos músculos da coxa e melhora o equilíbrio, contribuindo para a estabilidade do joelho.

É crucial ressaltar que, ao realizar exercícios em casa, é fundamental prestar atenção à técnica correta e evitar sobrecarregar os joelhos. Comece com cargas leves e aumente gradualmente à medida que ganha força. Se sentir qualquer desconforto ou dor nos joelhos durante os exercícios, pare imediatamente e consulte um profissional de saúde.

Em síntese, há diversas opções de equipamentos e acessórios para fortalecer os joelhos na academia, como cadeiras extensoras e flexoras, máquinas de agachamento, esteiras, faixas elásticas e rolos de espuma. Além disso, é possível fortalecer a musculatura do joelho em casa utilizando exercícios simples como agachamentos, elevações de pernas, equilíbrio na bola suíça e step-ups. Independentemente da escolha dos equipamentos ou das alternativas caseiras, é crucial realizar os exercícios corretamente e respeitar os limites do seu corpo para evitar lesões.

Capítulo 4: Dicas para executar os exercícios com segurança e eficiência

4.1 Postura correta durante os exercícios de fortalecimento dos joelhos

A adoção de uma postura correta durante os exercícios de fortalecimento dos joelhos é crucial não apenas para a eficácia do treino, mas também para prevenir lesões. Uma postura inadequada pode resultar em sobrecarga nas articulações do joelho, levando a dores e até mesmo lesões mais sérias.

Para manter uma postura correta, é essencial alinhar o corpo de maneira apropriada. Isso implica manter a coluna reta, os ombros relaxados e os pés paralelos e alinhados com os quadris. Em exercícios como agachamentos ou levantamento de peso, a consistência nessa postura ao longo de todo o movimento é crucial.

Além disso, a posição dos joelhos durante os exercícios deve ser cuidadosamente observada. Eles devem permanecer alinhados com os pés, evitando projeções para dentro ou para fora. Essa posição assegura uma distribuição equitativa da carga nos joelhos, minimizando o risco de lesões.

A estabilidade do core, que engloba os músculos abdominais e lombares, é outro fator fundamental para a postura correta. Esses músculos desempenham um papel vital na estabilidade da coluna durante os exercícios, contribuindo para a proteção dos joelhos. Dessa forma, é imperativo fortalecer o core por meio de exercícios específicos, como pranchas ou abdominais.

Além disso, é crucial lembrar-se de realizar um aquecimento adequado antes de iniciar qualquer atividade física. O aquecimento prepara o corpo para o exercício, aumentando a circulação sanguínea nos músculos e articulações, prevenindo lesões e otimizando o desempenho durante o treino.

Para assegurar uma postura correta durante os exercícios de fortalecimento dos joelhos, é altamente recomendado buscar orientação de um profissional qualificado, como um educador físico ou fisioterapeuta. Esses especialistas podem avaliar sua postura e fornecer instruções específicas para cada exercício, levando em consideração suas necessidades individuais.

Em resumo, manter uma postura correta é essencial para evitar lesões e otimizar os benefícios dos exercícios de fortalecimento dos joelhos. O alinhamento apropriado do corpo, atenção à posição dos joelhos, fortalecimento do core e aquecimento prévio são elementoschave para realizar os exercícios com segurança e eficácia.

Referências: American Council on Exercise: https://www.acefitness.org/ Mayo Clinic:

https://www.mayoclinic.org/

4.2 Respiração adequada para evitar sobrecarga nos joelhos

A importância da respiração adequada durante os exercícios de fortalecimento dos joelhos não pode ser subestimada, sendo crucial para evitar sobrecarga nas articulações e otimizar o desempenho no treino. A maneira como respiramos desempenha um papel fundamental na estabilidade do corpo e na distribuição eficaz da carga nos joelhos.

Durante exercícios que envolvem movimentos intensos ou carregam peso adicional, como agachamentos ou levantamento de peso, a sincronização da respiração com o movimento é essencial. A respiração correta contribui para estabilizar o core e manter a pressão intraabdominal adequada, promovendo uma distribuição equitativa da carga nos joelhos.

Uma técnica eficaz consiste em inspirar durante a fase de preparação do movimento e expirar durante o esforço. Por exemplo, ao realizar um agachamento, inspire durante a flexão dos joelhos e expire ao retornar à posição inicial. Essa abordagem auxilia na manutenção da estabilidade do tronco e dos joelhos ao longo de todo o movimento.

Evitar prender a respiração durante os exercícios é igualmente crucial. Prender a respiração pode aumentar excessivamente a pressão intra-abdominal, resultando em sobrecarga nas articulações do joelho. Portanto, é fundamental manter uma respiração constante e fluida ao longo de todo o treino.

Além disso, é aconselhável não exagerar na intensidade da respiração. Respirações muito profundas ou rápidas podem gerar tensão muscular desnecessária e interferir no desempenho do exercício. O ideal é manter uma respiração natural e relaxada, evitando forçar demais ou prender o ar por períodos prolongados.

É importante destacar que as necessidades individuais em relação à respiração durante os exercícios de fortalecimento dos joelhos podem variar. Algumas pessoas podem se beneficiar mais de técnicas específicas, como a respiração diafragmática ou o uso de contagem para controlar o ritmo da respiração. Portanto, é recomendável buscar orientação profissional para identificar a técnica mais adequada para cada pessoa.

Em resumo, a respiração adequada durante os exercícios de fortalecimento dos joelhos é essencial para evitar sobrecarga nas articulações e garantir um desempenho eficiente no treino. Sincronizar a respiração com o movimento, evitar prender a respiração e manter uma respiração natural são práticas essenciais para executar os exercícios com segurança e eficácia.

Referências: - American Council on Exercise: https://www.acefitness.org/ - Mayo Clinic: https://www.mayoclinic.org/

4.3 Orientações sobre carga, repetições e descanso entre séries

As diretrizes referentes à carga, repetições e intervalo de descanso entre séries desempenham um papel crucial na eficácia do treinamento de fortalecimento dos joelhos. Esses aspectos estão intrinsecamente ligados ao estímulo fornecido aos músculos e à capacidade de recuperação do organismo.

No que diz respeito à carga empregada nos exercícios, é essencial equilibrar o desafio aos músculos e a preservação das articulações do joelho. A carga deve ser suficiente para estimular o fortalecimento muscular, sem ser excessivamente pesada a ponto de comprometer a técnica ou gerar desconforto excessivo nos joelhos.

Uma abordagem útil para determinar a carga adequada é utilizar a "escala de esforço percebido". Nessa escala, atribui-se uma pontuação de 0 a 10 ao esforço durante o exercício, sendo 0 nenhum esforço e 10 máximo esforço. Idealmente, trabalhar com uma intensidade entre 6 e 8 na escala indica um esforço moderado a intenso.

Quanto ao número de repetições, a faixa ideal pode variar conforme os objetivos individuais e o nível de condicionamento físico. Para fortalecimento dos joelhos, é comum empregar uma faixa de 8 a 12 repetições por série, permitindo um trabalho eficiente tanto da força quanto da resistência muscular.

Além disso, o intervalo de descanso entre as séries é um ponto a ser considerado. O tempo adequado de recuperação permite que os músculos se recuperem e estejam prontos para a próxima série. Geralmente, recomenda-se um intervalo entre 30 segundos e 2 minutos, variando conforme a intensidade do exercício e os objetivos do treino.

É crucial observar que essas diretrizes são orientações gerais e podem variar com base nas necessidades individuais. Recomenda-se buscar a orientação de profissionais para determinar a carga, repetições e descanso mais adequados, levando em conta o nível de condicionamento físico, objetivos pessoais e possíveis limitações ou lesões preexistentes.

Resumidamente, as instruções relacionadas à carga, repetições e intervalo de descanso são fundamentais para assegurar a eficácia do treinamento de fortalecimento dos joelhos. Encontrar a carga apropriada, realizar o número adequado de repetições e respeitar o tempo de recuperação são aspectos essenciais para executar os exercícios com segurança e eficiência.

Capítulo 5: Imagens ilustrativas dos exercícios de fortalecimento dos joelhos

5.1 Agachamento com peso livre

O agachamento com peso livre é, sem dúvida, um dos exercícios mais eficazes para fortalecer os joelhos, uma vez que promove o desenvolvimento integrado dos músculos das pernas e do quadril, contribuindo simultaneamente para a melhoria da estabilidade e equilíbrio nas articulações do joelho.

Para realizar o agachamento com peso livre de maneira segura e eficiente, é necessário dispor de uma barra de peso e anilhas, ajustando a carga conforme sua capacidade física. Inicie com uma carga leve, progredindo gradualmente à medida que sua força e confiança aumentam.

Passo a Passo:

Posicione-se em pé, com os pés afastados na largura dos ombros e os dedos ligeiramente virados para fora. Segure a barra de peso nas costas, apoiando-a nos ombros.

Mantenha as costas retas, contraia os músculos abdominais para estabilizar a coluna vertebral e mantenha o olhar à frente durante todo o movimento.

Flexione simultaneamente os joelhos e quadris, como se estivesse descendo para uma cadeira imaginária. Desça lentamente até que suas coxas fiquem paralelas ao chão ou ligeiramente abaixo.

Mantenha o controle do movimento, evitando que os joelhos ultrapassem a linha dos dedos dos pés para prevenir tensão excessiva nos ligamentos do joelho.

Empurre pelos calcanhares para retornar à posição inicial, estendendo joelhos e quadris. Mantenha o controle durante toda a execução.

A ênfase na técnica correta é crucial para evitar lesões nos joelhos durante o agachamento com peso livre. Certifique-se de manter uma postura adequada, evitando que os joelhos caiam para dentro ou para fora. Suspenda o exercício se sentir qualquer dor ou desconforto nos joelhos.

Para obter resultados ótimos, recomenda-se realizar de 3 a 4 séries de 8 a 12 repetições do agachamento com peso livre, duas vezes por semana, com pelo menos um dia de descanso entre os treinos para permitir uma adequada recuperação muscular.

Além do agachamento com peso livre, existem variações que podem enriquecer o treino de fortalecimento dos joelhos. O agachamento sumô, por exemplo, com os pés mais afastados e virados para fora, pode ser incorporado para trabalhar diferentes grupos musculares nas pernas e no quadril.

Referências: American Council on Exercise: https://www.acefitness.org/

National Strength and Conditioning Association: https://www.nsca.com/

5.2 Leg press inclinado

O leg press inclinado é um exercício altamente eficaz para fortalecer os joelhos na academia, direcionando seu foco principal para os músculos das coxas (quadríceps) e glúteos. Essa prática contribui significativamente para aprimorar a estabilidade e equilíbrio nas articulações do joelho.

Execução do Leg Press Inclinado:

Sente-se no aparelho específico de leg press inclinado, ajustando a posição do assento para alinhar seus joelhos com a articulação do quadril, quando suas pernas estiverem dobradas em um ângulo de 90 graus.

Coloque os pés na plataforma, mantendo-os afastados na largura dos ombros e os dedos apontados levemente para fora. Certifique-se de que os calcanhares estejam firmemente apoiados na plataforma.

Segure as alças laterais do aparelho para obter estabilidade, mantendo as costas retas e contraídas, proporcionando uma estabilização adequada da coluna vertebral.

Empurre a plataforma com os calcanhares, estendendo completamente joelhos e quadris, mantendo controle total do movimento durante toda a execução.

Retorne à posição inicial de maneira controlada, flexionando lentamente os joelhos e quadris até que suas pernas estejam dobradas em um ângulo de 90 graus. Evite permitir que a plataforma desça excessivamente, pois isso pode tensionar os ligamentos do joelho.

Assemelhando-se ao agachamento com peso livre, manter uma técnica correta durante o leg press inclinado é crucial para prevenir lesões nos joelhos. Evite bloquear as articulações do joelho no final do movimento e suspenda o exercício se sentir dor ou desconforto nos joelhos.

Para alcançar resultados otimizados, recomenda-se realizar de 3 a 4 séries de 8 a 12 repetições do leg press inclinado, duas vezes por semana, reservando pelo menos um dia de descanso entre os treinos para permitir uma recuperação muscular adequada.

Além do leg press inclinado, existem variações desse exercício que podem ser incorporadas ao treino de fortalecimento dos joelhos, como o leg press horizontal, onde a plataforma está na posição horizontal, proporcionando um estímulo diferenciado aos músculos das pernas e do quadril.

Referências: American Council on Exercise: https://www.acefitness.org/

National Strength and Conditioning Association: https://www.nsca.com/

5.3 Extensão de pernas no aparelho

A extensão de pernas no aparelho é um exercício isolado projetado para fortalecer de maneira específica os músculos localizados na parte frontal das coxas, conhecidos como quadríceps. Esses músculos desempenham um papel crucial na estabilidade das articulações dos joelhos, sendo essenciais para atividades cotidianas como caminhar e subir escadas.

Execução da Extensão de Pernas no Aparelho:

Sente-se no aparelho de extensão de pernas e ajuste o assento para que, quando as pernas estiverem dobradas em um ângulo de 90 graus, os joelhos fiquem alinhados com a articulação do quadril.

Posicione as pernas na almofada acolchoada, mantendo-as afastadas na largura dos quadris, com os joelhos alinhados à borda da almofada.

Segure as alças laterais do aparelho para garantir estabilidade, mantendo as costas retas e os músculos abdominais contraídos para estabilizar a coluna vertebral.

Empurre a almofada acolchoada para cima, estendendo completamente os joelhos. Mantenha o controle do movimento ao longo de toda a execução.

Retorne à posição inicial, flexionando lentamente os joelhos até que as pernas estejam dobradas em um ângulo de 90 graus. Evite descer a almofada abaixo dessa posição para evitar tensão excessiva nos ligamentos do joelho.

Durante a execução da extensão de pernas no aparelho, é crucial manter uma técnica correta para prevenir lesões nos joelhos. Evite bloquear as articulações do joelho no final do movimento e interrompa o exercício se sentir dor ou desconforto nessa região.

Para resultados otimizados, recomenda-se realizar de 3 a 4 séries de 8 a 12 repetições da extensão de pernas no aparelho, duas vezes por semana, com um dia de descanso entre os treinos para permitir a recuperação muscular adequada.

Além da extensão de pernas no aparelho, outras variações, como a extensão de pernas com uma perna só, na qual o movimento é realizado unilateralmente, podem ser incorporadas ao treino de fortalecimento dos joelhos.

Referências: American Council on Exercise: https://www.acefitness.org/

National Strength and Conditioning Association: https://www.nsca.com/

Capítulo 6: Conclusão e considerações finais

6.1 Recapitulação dos principais pontos abordados no livro

Neste livro, exploramos minuciosamente a crucial importância de fortalecer e preservar os joelhos durante as atividades na academia, visando evitar lesões e desconfortos que podem impactar negativamente o treinamento e a qualidade de vida. Os joelhos, sendo articulações complexas, desempenham um papel fundamental no movimento, sustentando o peso do corpo e viabilizando ações cotidianas como caminhar, correr, pular e agachar. Portanto, é imprescindível dispensar a devida atenção a essas articulações, prevenindo a ocorrência de problemas como artrose, tendinite, bursite e condromalácia.

Ao longo deste ebook, apresentamos de forma abrangente os exercícios primordiais destinados ao fortalecimento da musculatura do joelho. Estes exercícios têm como objetivo fortalecer tanto os músculos da coxa (quadríceps) quanto os músculos posteriores da coxa (isquiotibiais). Além disso, ressaltamos a importância de engajar os músculos estabilizadores do quadril e da pelve, promovendo um alinhamento corporal adequado durante os movimentos.

Para a execução segura e eficiente desses exercícios, é vital o conhecimento dos aparelhos e utensílios necessários. Dentre esses, incluem-se halteres ou barras para os exercícios de agachamento, elásticos ou faixas elásticas para a resistência, bola suíça ou bosu para o trabalho de equilíbrio, além de colchonetes ou tapetes para proporcionar conforto durante as atividades.

Adicionalmente, ao longo do ebook, apresentamos dicas valiosas para a execução correta de cada exercício. É imperativo atentar para a postura, manter a estabilidade do tronco e evitar movimentos abruptos que possam sobrecarregar os joelhos. Respeitar os limites do corpo e progredir gradualmente nos treinos é também uma orientação essencial, prevenindo exageros que poderiam resultar em lesões.

As imagens ilustrativas incorporadas no ebook foram uma ferramenta preciosa para facilitar a compreensão de cada exercício. Elas não apenas delinearam a posição correta do corpo e o alinhamento adequado dos joelhos, mas também demonstraram de maneira clara a forma correta de realizar os movimentos. Essas imagens foram fundamentais para proporcionar uma compreensão visual das instruções, garantindo, assim, a execução precisa dos exercícios.

Em síntese, este ebook abrangeu de maneira abrangente a importância vital de fortalecer e proteger os joelhos durante as atividades na academia. Fornecemos informações detalhadas sobre exercícios, equipamentos necessários, dicas para execução segura e eficiente, e incluímos imagens ilustrativas para facilitar a assimilação do conteúdo. Equipado com essas informações, você estará apto a cuidar adequadamente de seus joelhos durante os treinos na academia.

6.2 Importância contínua do cuidado com os joelhos na academia

Ao recapitular os pontos essenciais abordados no ebook sobre o fortalecimento e a proteção dos joelhos na academia, destaca-se a vital importância de manter uma atenção constante a essa região durante a prática regular de exercícios físicos.

Os joelhos, sendo articulações frequentemente sujeitas a impactos e sobrecargas em atividades físicas intensas, demandam uma atenção especial para evitar lesões e assegurar um treino eficaz e seguro.

A prevenção de problemas como artrose, tendinite, bursite e condromalácia é uma das razões fundamentais para cuidar dos joelhos na academia. Essas condições podem não apenas ser extremamente dolorosas e limitantes, afetando não só a prática de exercícios físicos, mas também as atividades diárias.

Ao fortalecer os músculos envolventes dos joelhos, é possível aprimorar a estabilidade dessa articulação, contribuindo para um melhor alinhamento corporal durante os movimentos e reduzindo o risco de lesões causadas por sobrecarga ou desequilíbrio muscular.

Outro aspecto crucial é a prevenção de lesões agudas, como entorses ou rupturas ligamentares. O fortalecimento dos músculos do quadríceps e isquiotibiais, por exemplo, proporciona uma maior proteção aos ligamentos do joelho, uma vez que esses músculos ajudam a absorver parte do impacto gerado em atividades físicas intensas.

Além disso, o cuidado dedicado aos joelhos na academia está intrinsecamente relacionado à melhoria da performance esportiva. Muitos esportes exigem movimentos rápidos e explosivos que colocam uma carga significativa nos joelhos. Ao fortalecer a musculatura ao redor dessa articulação, é possível potencializar a eficiência dos movimentos e reduzir o risco de lesões decorrentes da prática esportiva.

Portanto, mesmo após absorver o conhecimento sobre exercícios, equipamentos e dicas para o cuidado dos joelhos na academia, é imperativo manter uma vigilância constante sobre essa região do corpo. O zelo contínuo pelos joelhos não apenas contribui para a prevenção de lesões, mas também favorece a estabilidade articular e impulsiona a performance esportiva.

6.3 Sugestões para aprimorar o treino e evitar lesões futuras

Após revisarmos os principais pontos do ebook sobre fortalecimento e proteção dos joelhos na academia, é crucial destacar algumas sugestões adicionais para otimizar o treino e prevenir lesões futuras.

Varie os Exercícios: A repetição excessiva de movimentos pode causar desgaste nas estruturas articulares e musculares. Recomenda-se incluir diferentes tipos de exercícios para trabalhar diversos grupos musculares ao redor dos joelhos, promovendo um desenvolvimento equilibrado e reduzindo o risco de sobrecarga em áreas específicas.

Aquecimento Adequado: Antes do treino, é essencial realizar um aquecimento adequado para preparar o corpo. Isso inclui aumentar a temperatura muscular, melhorar a circulação sanguínea e aumentar a flexibilidade das articulações. O aquecimento contribui significativamente para a redução do risco de lesões nos joelhos durante o treino.

Progressão Gradual: Respeitar os limites do corpo e progredir gradualmente nos treinos é crucial. Aumentar a carga ou intensidade dos exercícios de maneira progressiva permite que o corpo se adapte aos estímulos, evitando lesões por sobrecarga ou fadiga muscular.

Alimentação e Hidratação: Manter uma boa alimentação é fundamental para a saúde das articulações. Uma dieta equilibrada, rica em nutrientes essenciais, contribui para prevenir lesões e facilitar a recuperação muscular pós-treino. Além disso, a hidratação adequada é crucial para manter as articulações lubrificadas, reduzindo o atrito entre as estruturas.

Orientação Profissional: Buscar orientação de um profissional qualificado é indispensável para elaborar um programa de treinamento personalizado. Um profissional pode avaliar sua condição física, identificar desequilíbrios musculares ou limitações articulares e prescrever exercícios específicos para fortalecer os joelhos com segurança e eficiência.

Em síntese, além dos pontos já discutidos no ebook sobre fortalecimento e proteção dos joelhos na academia, essas sugestões adicionais visam aprimorar o treino e evitar futuras lesões. Ao variar os exercícios, aquecer adequadamente, progredir gradualmente, manter uma alimentação e hidratação adequadas, e buscar orientação profissional, é possível garantir um treino seguro e eficiente.

"Joelhos Fortes, Vida Sem Limites: Guia Completo de Reabilitação na Musculação" é um ebook abrangente que oferece direcionamentos para fortalecer e proteger os joelhos na academia, promovendo a saúde e evitando lesões. Com exercícios, equipamentos essenciais, e dicas ilustradas, o guia se propõe a aliviar dores e proporcionar qualidade de vida através do cuidado eficaz dessa articulação complexa.